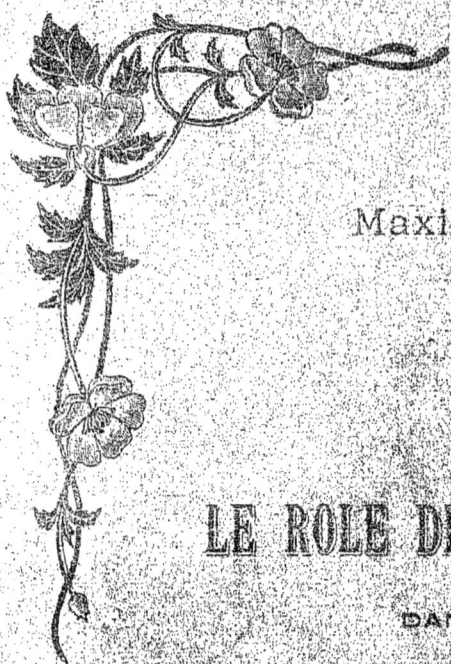

Maximilien GERFAUT

LE ROLE DE LA PENSÉE

DANS LA

TUBERCULOSE PULMONAIRE

ou

Exposé d'une nouvelle Méthode pour combattre les Maladies de Poitrine

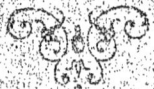

PRIX : UN FRANC

S. FOUQUET
ÉDITEUR
33, Rue de la Liberté, 33
VERVINS
—
1911

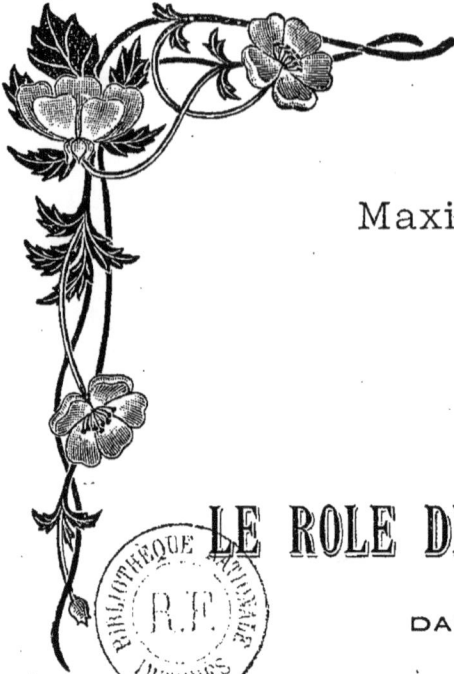

Maximilien GERFAUT

LE ROLE DE LA PENSÉE

DANS LA

TUBERCULOSE PULMONAIRE

OU

Exposé d'une nouvelle Méthode pour combattre les Maladies de Poitrine

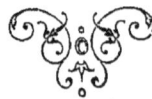

PRIX : UN FRANC

S. FOUQUET
ÉDITEUR
33, Rue de la Liberté, 33
VERVINS

1911

PRÉFACE

Le petit traité d'hygiène morale qu'on va lire s'adresse surtout aux jeunes gens. Mais chacun pourra le lire avec intérêt. Nous l'avons écrit avec la plus grande conscience et nous croyons qu'il sera accueilli avec faveur par le public, en dépit des défauts qu'on pourra lui trouver.

Puisse-t-on, grâce à nos conseils, améliorer ou conserver sa santé. Ce sera pour nous une profonde joie en même temps qu'une grande satisfaction.

M. G.

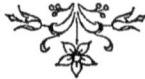

LE ROLE DE LA PENSÉE

DANS LA

TUBERCULOSE PULMONAIRE

« Le cerveau étant à l'origine de toutes
les activités de notre organisme, si
l'on veut améliorer sa santé de façon
permanente, c'est à lui qu'il faut
s'adresser ».

La tuberculose pulmonaire tue chaque année un
nombre considérable de personnes. Ses ravages
dans toutes les classes de la société, chacun le sait,
sont effrayants. Que de jeunes gens terrassés, enlevés
dans la force de l'âge, par ce redoutable fléau, contre
lequel, malgré des recherches laborieuses et obsti-
nées, on ne possède encore aucun remède vraiment
efficace et sûr !

Qu'est-ce au juste que la tuberculose ? Son étiologie est-elle seulement bien connue ?

On discute pour savoir si la tuberculose est une maladie endogène ou bien une maladie exogène, si elle est un aboutissant de toutes les détériorations ou si elle est seulement due, uniquement due, au bacille de Koch. Il ne semble pas qu'on soit définitivement d'accord sur ce point. Les avis diffèrent. Les controverses subsistent.

On cherche, on tâtonne, courageusement, vaillamment, inlassablement, mais sans résultat décisif. Car jusqu'à présent la tuberculose est demeurée très meurtrière.

Existe-t-il réellement un véritable sérum de la tuberculose, comme il existe par exemple le sérum de la rage et un vaccin contre la variole ? Nous le souhaitons, mais, en toute conscience, nous ne le croyons pas.

La tuberculose nous paraît être d'une toute autre nature que celle de la rage ou de la variole. Ses causes sont multiples, profondes, quelquefois même mystérieuses. Son éclosion n'a aucune espèce d'analogie avec celle de la rage ou de la variole. Sa durée n'a pas non plus la moindre précision. Tout chez elle est angoissant et déconcerte.

Certains traitements sérothérapiques, cependant, auraient donné de bons résultats. Ils auraient produit des améliorations notables, voire même amené la guérison de quelques tuberculeux. On l'affirme du moins, et nous voulons bien y croire. Mais ce qui reste à savoir, — et c'est ce qui serait le plus intéressant — c'est pour combien de temps ces améliorations de l'état de certains malades ou ces prétendues guérisons sont acquises.

On a fortifié à l'aide de certaines injections combinées avec un traitement spécial, un organisme fatigué, malade. Cet organisme, sous l'heureuse influence du traitement, semble triompher du mal dont il souffrait ; il en triomphe même. Mais est-ce pour bien longtemps ?

L'amélioration obtenue se maintiendra-t-elle ?

La guérison pourra-t-elle être considérée comme radicale et définitive ?

Toute la question est là.

L'amélioration obtenue ne disparaîtra-t-elle pas dès qu'on cessera le traitement, ou du moins quelque temps après? Car il est bien certain qu'on ne pourra faire indéfiniment aux malades des injections sous-cutanées, de même qu'on ne pourra leur faire prendre une suralimentation carnée pendant un temps illimité.

* *

Si l'on observe attentivement et consciencieusement dans quelles conditions se produit trop souvent la tuberculose pulmonaire, il est assez aisé de faire certaines constatations ayant le plus grand intérêt.

Ainsi, nous croyons, quant à nous, que la tuberculose est parfois — pour ne pas dire souvent — un défaut qu'on se donne à soi-même, comme par exemple on acquiert une qualité. C'est un « mauvais tour », un dérangement, un affaiblissement, une maladie qu'on donne à son sang, à son organisme, par un ensemble de mauvaises habitudes physiques et mentales. *Dans certains cas, c'est parce que le cerveau à la fièvre que les poumons l'ont ensuite.*

L'esprit meut la matière.

La maladie n'est qu'une mauvaise·habitude physiologique créée par les mauvaises habitudes mentales.

Il ne faut donc pas toujours chercher *uniquement* sa source dans le manque d'air, la fatigue, les excès ou les privations, mais aussi dans le cerveau ou mieux dans la façon de penser du malade, dans ses habitudes mentales. C'est pourquoi nous n'hésitons pas à écrire : Un tuberculeux n'a pas seulement besoin de grand air et de repos, mais encore de volonté, d'espérance, d'enthousiasme et de bon équilibre mental.

Evidemment la prédisposition, comme les excès et le manque d'hygiène jouent un rôle, mais non pas le seul rôle. Il y a autre chose, et nous allons

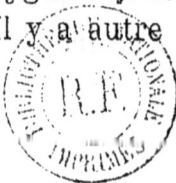

nous efforcer de l'indiquer aussi clairement et surtout aussi simplement que possible. Qu'on nous écoute attentivement car jamais auteur n'a désiré davantage être compris :

La tuberculose se produit à tous les âges, mais il est à remarquer que souvent elle frappe les personnes ayant de dix-huit à trente ans. Et alors il est assez rare, trop rare, que le malade guérisse. En effet, un tuberculeux de dix-huit ans, de vingt-cinq ans, ou même de trente ans, ne résiste généralement pas. La maladie le terrasse. Tandis que si une tuberculose pulmonaire se déclare chez une personne ayant dépassé trente ou trente-cinq ans, cette personne triomphe beaucoup plus facilement de la maladie.

Pourquoi donc la tuberculose est-elle beaucoup moins meurtrière chez les gens de quarante ans que chez ceux de vingt ans ? A ceci nous répondrons : « Tout simplement parce qu'on n'a pas à quarante ans les mêmes pensées qu'on a ordinairement à vingt ans ».

Bien entendu, on ne peut rien changer aux conditions héréditaires dans lesquelles on est né, mais *ce n'est pas tant ce qu'on apporte en naissant qui importe, mais bien l'usage qu'on en fait.*

Un tuberculeux a donc pour devoir de tous les instants de tirer le meilleur parti possible de sa

constitution héréditaire. Pour cela il doit d'abord
exercer un contrôle sur lui-même, sur sa façon de
vivre, *sur sa façon de penser surtout*. Il faut que
son esprit soit toujours le maître de ses sens.

Dans la tuberculose il y a deux choses à consi-
dérer : le terrain et la graine. Le terrain c'est l'état
général. La graine c'est le bacille de Koch. Or, ce
qui importe surtout en la circonstance c'est le
terrain. Le microbe, lui, n'est que l'effet et non la
cause de la phtisie. (Personnellement nous consi-
dérons en effet celle-ci comme une maladie endogène et non exogène).

***

Les excès sexuels semblent bien être, chez les
jeunes gens, une des principales causes de la
.culose. C'est que les organes génitaux sont
faits uniquement pour la procréation et non pour
le plaisir. Tout acte sexuel n'ayant pas pour but la
procréation est nuisible. C'est un gaspillage de
force vitale. On a remarqué en effet que nombre de
jeunes gens deviennent tuberculeux peu de temps
après leur mariage, par suite de surmenage sexuel.
Ces jeunes gens ont vécu pour ainsi dire uniquement
par les sens. Ils ont perdu « la maîtrise de soi »
et de ce fait ils n'ont pas tardé à perdre leurs
poumons.

Le mariage ne convient généralement pas non

plus à la femme faible de poitrine, prédisposée à la tuberculose, pour qui la grossesse est dangereuse. Assez souvent sa santé se maintient ou même paraît s'améliorer jusqu'à l'accouchement, mais après c'est le contraire qui se produit. La malheureuse mère se trouve épuisée par un travail au-dessus de ses forces et la tuberculose ne tarde pas à se déclarer et à faire alors de rapides progrès.

*
* *

Une intime connexion semble relier la poitrine aux organes de la génération, connexion telle qu'une irritation de ceux-ci entraîne une irritation de celle-là. Il est donc indispensable qu'une personne faible de poitrine ou atteinte de tuberculose s'abstienne de l'acte sexuel, ainsi que de toute excitation physique ou mentale, de toute pensée pouvant conduire à l'acte sexuel. L'intempérance sexuelle, nous le répétons, est la plus dangereuse de toutes. L'acte sexuel accompli par un tuberculeux est débilitant au plus haut degré et produit dans l'organisme une irritation qui conduit à de nouveaux excès, et ceux-ci ont pour effet certain de favoriser et de développer la tuberculose.

Trop souvent, les jeunes gens tuberculeux ont permis pendant longtemps à leur esprit d'être occupé par des pensées lascives, plaçant ainsi dans un état chronique d'irritation leurs organes sexuels.

Et leur poitrine s'est irritée à son tour. Elle est devenue un terrain favorable au développement du bacille de Koch. On voit donc combien il est nécessaire que le tuberculeux ne soit pas obsédé par des pensées lascives, et combien il est important pour lui de changer sa façon de penser. C'est pourquoi une personne de poitrine délicate — un tuberculeux plus encore — doit s'entraîner à penser *chastement, sainement, logiquement*.

Chacune de ses pensées, chacune de ses habitudes, chacun de ses actes auront pour effet, suivant leur nature, d'améliorer ou d'aggraver l'état de ses poumons.

Un tuberculeux ou un candidat à la tuberculose ne doit donc pas hésiter à s'imposer la continence. Pour en prendre l'habitude, un certain effort de volonté lui sera nécessaire au début. Il devra s'apprendre à *vouloir*, car il y va de santé. S'il triomphe de ses mauvaises habitudes mentales il triomphera beaucoup plus facilement de sa maladie.

Il lui sera donc nécessaire de diriger un effort permanent du côté de l'éducation de la volonté.

Que le tuberculeux ou le candidat à la tuberculose n'oublie pas un seul instant qu'il ne doit tolérer aucune manifestation des sens, s'il n'est pas à même d'y résister immédiatement et avec succès. Chez lui plus que chez toute autre personne, la pensée et ses fonctions doivent subir le même contrôle incessant que les sens et leurs fonctions. Quand un tuberculeux sera parvenu à la maîtrise de soi, il aura virtuellement vaincu la maladie.

La volonté de guérir est aussi pour un tuberculeux un facteur important. Un malade qui s'abandonne, qui se désespère et se décourage, est un malade perdu. Il faut vouloir guérir, pour guérir.

*
* *

Du reste il n'y a pas à s'effrayer de la tuberculose car on peut en triompher.

Qu'on ne se fasse donc point peur.

Qu'on ne se laisse pas aller au désespoir.

La peur et le désespoir rentrent dans la catégorie des pensées dont il faut se débarrasser, car ces pensées sont « désorganisatrices » (1).

Le tuberculeux doit oublier sa maladie. Il doit se débarrasser de sa tuberculose *mentalement* d'abord. Qu'il chasse la tristesse, car une personne triste mange peu, digère et assimile mal les aliments qu'elle prend. Alors les fonctions languissent, l'organisme dépérit et se trouve sans défense contre la maladie.

---

(1) On pourra lire à ce sujet avec intérêt notre brochure *Secrets Occultes pour Vivre vieux*. On y trouvera d'utiles indications qui compléteront notre pensée.

Le tuberculeux doit savoir que si certaines pensées peuvent lui causer le plus grand mal, d'autres pensées au contraire doivent naturellement lui faire le plus grand bien. Il doit savoir que la pensée, secondée par la volonté, peut créer réellement des forces possédant des propriétés physiques organisatrices. Il doit discerner nettement quelles sont les pensées qui *édifient* et celles qui *détruisent,* pour mieux saisir le puissant intérêt qu'il y a à avoir de *saines pensées*, des pensées de gaieté, d'énergie, de vaillance.

La force provenant des pensées de *volonté* et d'*énergie* se répandra dans tout le corps et mettra celui-ci dans un état d'activité qui combattra victorieusement les mauvaises influences. Et cet état est très favorable à la santé et à la guérison de toute maladie.

Que le tuberculeux, donc, ne néglige pas la lutte pour la vie. Qu'il bataille moralement, intellectuellement. Qu'il se répande autant que ses forces le lui permettront. Cela lui fera du bien, et le mettra dans un état moral excellent. Il oubliera plus facilement sa maladie ; il oubliera d'avoir de dangereuses pensées. Il aura remplacé ses mauvaises habitudes par de bonnes habitudes.

Son énergie morale lui donnera bientôt de l'énergie physique et il verra son état s'améliorer jusqu'à complète guérison.

Mais, nous le répétons, cela ne va pas sans effort, surtout au début. Les premiers résultats sont, de beaucoup, les plus difficiles à atteindre. Plus les mauvaises habitudes mentales auront été profondes et plus elles seront anciennes, plus il sera difficile de s'en débarrasser. Il est certains souvenirs dont il semble impossible tout d'abord de distraire sa pensée. On n'y parvient qu'après un laps de temps plus ou moins long.

Pour matérialiser notre pensée, nous comparerons nos habitudes mentales à une roue — une roue mentale si l'on veut — qui, si les pensées sont malsaines, tourne dans le mauvais sens et qu'il faut faire tourner dans le sens inverse. Cela nécessite des efforts de tous les instants. En effet la roue est habituée à tourner du mauvais côté et pour le peu que notre vigilance se relâche, elle reprend son mauvais tour. Au contraire, dès qu'elle a pris l'habitude de tourner du bon côté, elle la conserve naturellement, sans exiger trop d'efforts. C'est ainsi que nos pensées créent la maladie ou, au contraire, nous donnent la santé et la vigueur.

On ne s'occupe pas assez du rôle très important que joue la pensée dans le traitement des maladies de poitrine. C'est regrettable, car ce rôle est évident, indéniable.

A l'hygiène physique il faut joindre l'hygiène morale. Il ne suffit pas pour qu'un tuberculeux guérisse qu'il soit intelligent, il faut encore qu'il ait du caractère. Il faut qu'il rejette avec dégoût toute pensée ou toute habitude maladive et qu'il ait horreur des perversions et des vices. Il faut qu'il veille à la santé de sa personne morale avec le même soin qu'il veille à la santé de son corps.

***

Le régiment, pour les jeunes gens, est un grand modificateur de pensées. Si pour quelques-uns cette modification qu'il apporte est funeste, pour d'autres elle est heureuse et produit les meilleurs effets.

Le mariage est un non moins grand modificateur de pensées, aussi bien pour les jeunes gens que pour les jeunes filles. S'il se produit que le mariage soit nuisible à beaucoup de tuberculeux — comme nous le disions tout à l'heure — il peut être favorable à certains candidats à la tuberculose, chez qui il déracine parfois les mauvaises habitudes mentales, en les remplaçant par une façon de penser et d'être plus saine, plus morale, plus noble et plus logique.

Les lectures, elles aussi, peuvent modifier dans une certaine mesure nos pensées, nos habitudes mentales. Il importe donc pour ceux qui sont malades de bien choisir leurs livres. Ils ne devront lire que ceux susceptibles de leur donner une disposition d'esprit optimiste. Qu'il y ait de l'action,

du mouvement, beaucoup de vie enfin dans leurs
lectures, mais que cette action et cette vie soient
saines, belles et nobles. Et que toujours le sujet
qu'on lit « élève l'âme et lui fasse concevoir une
plus haute opinion d'elle-même, la remplissant de
joie et d'un noble orgueil, comme si c'était elle
qui eût fait les choses qu'on vient d'entendre ».
L'illusion est créatrice ; pourquoi la négligerait-on ?

Il peut être bon également, pour une personne
atteinte de tuberculose, de changer de milieu, d'aller
vivre avec des gens gais et bien portants. Ce
changement d'ambiance constitue lui aussi un
modificateur de pensées dont les effets peuvent
être très heureux. Veut-on par exemple qu'une
personne maigre prenne de l'embonpoint ? Qu'on
la fasse vivre au milieu de gens robustes. Souvent
le résultat sera décisif. Sa maigreur fera place à
l'embonpoint, non évidemment parce qu'elle prendra
la graisse ou la santé de ceux avec lesquels elle vit,
non parce qu'elle aura la même nourriture qu'eux,
mais bien *parce qu'elle finira par penser comme eux.*

Ici qu'on veuille bien nous permettre de noter un
fait à titre de document, et aussi parce qu'il peut
attester dans une certaine mesure le rôle de la
pensée au point de vue de la santé. Qu'on voie une
personne simple d'esprit dont les frères et les sœurs
sont morts tuberculeux ; elle n'est presque jamais
atteinte de tuberculose. Pourquoi ? Très probable-

ment parce·qu'elle n'a pas eu les mêmes pensées que ses frères et sœurs. Cette personne simple d'esprit pense « plus simplement », voilà tout. Elle ne connaît pas la tristesse, ni l'ennui, ni le désespoir. Elle n'a pas de dangereuses pensées. Elle n'a point de mauvaises habitudes mentales.

Bref, son cerveau n'a pas la fièvre et par suite ses poumons ne l'ont pas non plus. Les simples d'esprit étant incapables de se défendre eux-mêmes, la nature, vraisemblement, s'est chargée de les mettre en état de défense.

Donc une fois encore nous le répétons : que les tuberculeux veillent constamment sur leurs pensées pour veiller sur leurs poumons. Cela ne pourra leur faire que du bien, jamais de mal.

CONCLUSION

Tous ceux qui liront cet opuscule n'y découvriront vraisemblablement pas les mêmes choses. Un certain nombre de lecteurs, ceux qui, guidés par un secret instinct, seront capables de lire entre les lignes, verront non seulement ce que nous avons exprimé, mais ce que nous aurions voulu exprimer. Ils combleront nos lacunes. Ils élargiront notre enseignement. Ils sauront immédiatement donner à leurs pensées le sens le plus efficace pour le rétablissement de leur santé.

D'autres au contraire n'apercevront, à la première lecture, que très peu de chose et ils n'attacheront que peu d'intérêt à ce que nous avons écrit. C'est que chacun ne découvre que ce qu'il est susceptible de découvrir. Mais que ces derniers ne se découragent pas. Qu'ils nous relisent attentivement. Qu'ils tentent un effort pour bien comprendre notre enseignement. Qu'ils tâchent ensuite de s'y tenir. Ils ne tarderont pas alors à en ressentir les heureux et décisifs bienfaits.

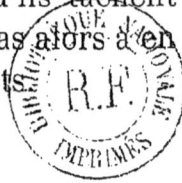

POUR PARAITRE PROCHAINEMENT :

THÉATRE. -- Un autre Défilé,

Comédie-Vaudeville, de Pierre NODOLS.

ROMAN. -- Cœur Brisé. . . . de Pierre NODOLS.

(Chez S. FOUQUET, Éditeur, 33, Rue de la Liberté, à Vervins).

Vervins. — Imp. du Libéral.

www.ingramcontent.com/pod-product-compliance
Lightning Source LLC
Chambersburg PA
CBHW032259210326
41520CB00048B/5754